C. WALTHER

Désinfection de la Peau

PAR LA

Teinture d'Iode

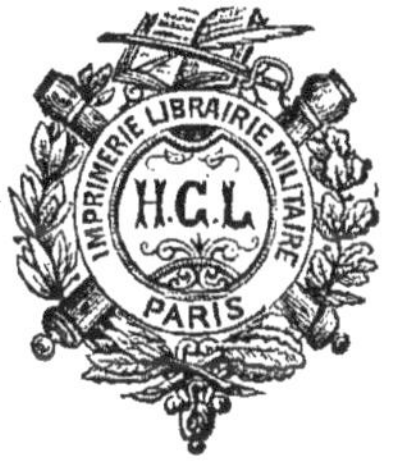

PARIS

Henri CHARLES-LAVAUZELLE

Éditeur militaire

124, Boulevard Saint-Germain, 124

MÊME MAISON A LIMOGES

—

1914

C. WALTHER

Désinfection de la Peau

PAR LA

Teinture d'Iode

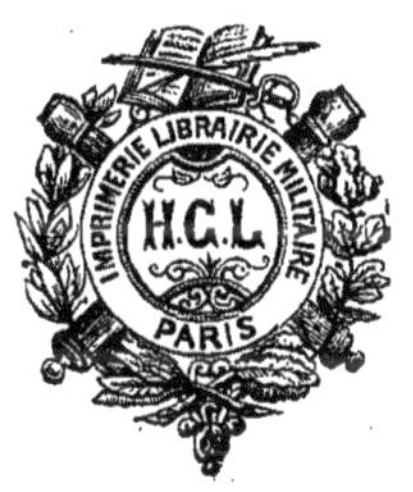

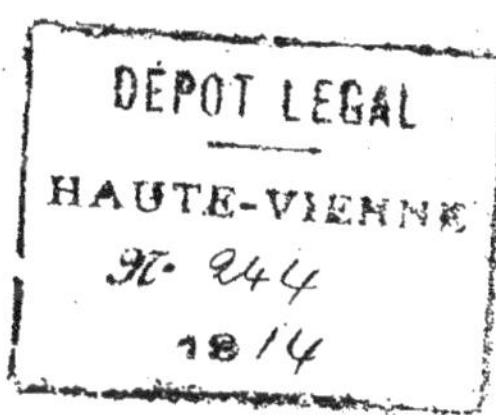

PARIS
Henri **CHARLES-LAVAUZELLE**
Éditeur militaire
124, Boulevard Saint-Germain, 124

—

MÊME MAISON A LIMOGES

—

1914

LA DÉSINFECTION DE LA PEAU PAR LA TEINTURE D'IODE

Conférence faite à l'*Union Fédérative des Médecins de Réserve et de l'Armée Territoriale*, le 13 mai 1914

Par M. le Professeur agrégé WALTHER, Président de l'*Union Fédérative*.

Mes chers Camarades, avant tout, il convient que je vous dise mon embarras et ma confusion de prendre ici la place d'un conférencier. Mon excuse, la voici : le mois dernier, notre cher secrétaire général m'a annoncé que M. le médecin principal Georges, qui devait prendre la parole ce mois-ci, ne pourrait faire sa conférence; pendant quelques jours, il a cherché à le remplacer; il n'a pu y parvenir. J'ai alors pensé qu'il pouvait être utile de développer et de préciser quelques points du sujet qu'avait traité devant vous M. le médecin-major Billet.

Vous avez tous encore présente à l'esprit la très belle et très intéressante conférence que nous a faite, au mois d'avril, M. Billet, à propos du premier pansement sur le champ de bataille. Il nous a donné d'excellentes indications sur la désinfection de la peau; mais il a dû le faire très brièvement et il m'a semblé qu'il y aurait intérêt à étudier à nouveau, dans une conférence spéciale, ce sujet particulier et à y apporter quelques précisions. Il s'agit là, en effet, pour nous, d'une question fondamentale, aussi bien en chirurgie de guerre qu'en chirurgie civile; il n'y a pas de différence, au point de vue théorique du moins, dans la désinfection de la peau, qu'elle se fasse sur le champ de bataille ou dans un hôpital. Si les conditions d'application varient, les conditions physiologiques, le mécanisme de la désinfection et la façon de la pratiquer sont en somme toujours les mêmes et il est utile de bien nous entendre sur un certain nombre de points qui me semblent solidement établis.

Actuellement, depuis que Grossich, de Fiume, il y a six

ans, a fait connaître sa méthode de désinfection de la peau par l'application directe de teinture d'iode sans lavage préalable, nous sommes arrivés tous, je crois, à employer couramment cette méthode et elle nous permet de désinfecter réellement la peau, ce que, jusque-là, nous n'avions jamais pu faire par aucun procédé. En effet, en chirurgie, nous étions arrivés progressivement à pouvoir tout stériliser avec une précision absolue : nos instruments, nos objets de pansement, nos fils, nos catguts; nous ne pouvions pas assurer la désinfection de la peau.

Vous connaissez tous les expériences qui consistent à faire des prélèvements à la surface des téguments après la désinfection. Par ce procédé, nous voyons que le savonnage et le brossage, suivis de friction à l'alcool, puis de lavage au sublimé ou toute autre solution antiseptique, arrivent à stériliser à peu près la peau, mais d'une façon passagère. Au bout de quelques minutes, la surface cutanée est de nouveau infectée. Pourquoi ? Parce que la peau porte en elle-même, dans sa profondeur, des éléments d'infection. Elle est habitée par des microbes qui siègent dans les glandes sudoripares, les glandes sébacées, dans les interstices cellulaires, en dehors des glandes, et qui constamment sont ramenés à la surface par les matières grasses des glandes pilo-sébacées et surtout par la sueur.

La méthode a été, au début, acceptée, je ne dirai pas avec quelque répugnance, mais avec quelque hésitation, parce qu'elle choquait toutes nos idées sur l'asepsie. Proscrire les lavages de la peau, alors que nous étions habitués à des lavages et à des brossages prolongés, il est certain que c'était là pour nous une sorte de révolution. Et lorsque, au début de 1909, j'ai apporté à la Société de Chirurgie les premiers résultats des expériences que nous avions entreprises, notre camarade Touraine et moi, sur l'application de la teinture d'iode, j'ai rencontré ces hésitations chez plusieurs de nos collègues qui se refusaient à se priver de la garantie que semble donner le lavage de la peau et qui n'admettaient l'emploi de la teinture d'iode, dont l'effet excellent était depuis bien longtemps connu, qu'après lavage préalable des téguments.

L'expérimentation nous a montré le bien-fondé de cette assertion de Grossich que la teinture d'iode appliquée directement sur la peau, sans lavage préalable, pénètre mieux et plus profondément qu'après un lavage préalable et que cette méthode peut, seule, assurer la désinfection.

J'aurai à vous parler, avec quelque détail, de la technique de l'application de l'iode, car cet agent, qui est pour nous si précieux, présente quelques inconvénients. Il doit être manié avec une certaine prudence. On a publié, vous connaissez tous, vous avez vu peut-être non pas des cas d'intoxication iodée (je vous dirai tout à l'heure que je n'y crois pas beaucoup), mais des cas d'accidents locaux produits par la teinture d'iode employée dans de mauvaises conditions : des érythèmes, de la vésication, des ulcérations quelquefois, inconvénients qui ne peuvent être opposés à la grande sécurité que donne la désinfection absolue de la peau et qui, d'ailleurs, peuvent, je crois, être le plus souvent évités par une bonne technique.

Mais, comme vous le faisait observer, dans sa conférence, M. Billet, dans certaines circonstances, l'application de la teinture d'iode peut être difficile, non pas dans les hôpitaux ni même dans les ambulances, mais sur le champ de bataille. Il y a là des conditions particulières qui en rendent le maniement un peu irrégulier, et il faut se demander si on peut trouver une technique permettant d'appliquer l'iode sans aucun inconvénient ou si, au contraire, il faut chercher dans l'emploi d'un autre agent la désinfection primitive sur le champ de bataille.

Avant tout, il faut savoir comment agit la teinture d'iode; c'est seulement lorsque nous en connaîtrons le mode d'action, le mode de pénétration, la durée de séjour dans les tissus, que nous pourrons nous rendre compte de la façon dont elle doit être employée et surtout des précautions à prendre pour éviter les accidents qui peuvent résulter d'une application défectueuse. En effet, s'il est utile d'appliquer la teinture d'iode, il n'est pas nécessaire d'en appliquer une grande quantité ni de la laisser longtemps, et nous ne pouvons nous rendre compte de tous ces détails de technique que si nous en connaissons exactement le mode d'action, et c'est là ce que je voudrais étudier ici.

Je n'ai pas à insister sur les résultats pratiques de la méthode en chirurgie nosocomiale; vous les connaissez, vous savez ce que nous a donné l'emploi de la teinture d'iode. Dans une statistique que j'ai apportée, en 1910, au Congrès de chirurgie, j'ai réuni les premiers cas que j'avais étudiés avec M. Touraine, qui avait bien voulu en faire le relevé dans mon service.

Dans 312 cas, nous avons étudié les résultats cliniques, bactériologiques et histologiques. Ce travail assez considérable a duré près d'un an.

RÉSULTATS CLINIQUES : sur ces 312 cas, nous avons obtenu des réunions parfaites dans 295 cas. 35 opérations d'urgence et 59 pratiquées en milieu septique, soit 94 en tout, ont fourni 83 réunions parfaites. 11 fois seulement, c'est-à-dire dans 11,7 p. 100 des cas, les fils, qui avaient été souillés par le pus, ont coupé.

Sur 218 opérations aseptiques, nous avons obtenu 212 fois des réunions parfaites. Dans 6 cas, nous avons eu des réunions imparfaites, c'est-à-dire qu'un fil ou deux avaient coupé la peau et quelquefois il y avait au niveau de ces fils une petite gouttelette de pus. Ce qu'il y a d'intéressant, c'est que, dans 5 de ces cas, la désinfection de la peau n'avait pas été faite à la teinture d'iode pure. Il y avait eu lavage préalable à l'éther ou à l'eau. En effet, nous voulions nous rendre compte de l'efficacité du lavage préalable à l'eau et au savon et du brossage suivi d'application de teinture d'iode, suivant la méthode employée déjà depuis longtemps dans les cas où la peau était infectée. Ainsi, dans un seul cas, avec la teinture d'iode pure, un fil a coupé : c'était le fil inférieur d'une laparotomie; il s'agissait là d'une infection secondaire par déplacement du pansement.

ETUDE BACTÉRIOLOGIQUE. — Ce qui est plus important pour vous, c'est de connaître les résultats bactériologiques.

Noüs les avons obtenus de deux façons : par des prises en surface et par l'ensemencement de coupes de toute l'épaisseur de la peau prélevées au moment de l'opération. Au cours d'une opération, toutes les dix minutes ou tous les quarts d'heure, nous prélevions sur la tranche de section de la peau un tout petit fragment d'un demi-millimètre à peine d'épaisseur et de 2 ou 3 millimètres de longueur, à l'aide duquel nous faisions un ensemencement. C'est un procédé très pratique qui permet de se rendre compte de l'efficacité de la désinfection et surtout de la permanence de cette désinfection.

Voici les résultats que nous ont donnés les prises en surface. Dans les premiers temps, pensant que le dégraissage de la peau pouvait être utile à la pénétration de l'iode, et n'osant pas, pour les laparotomies tout à fait aseptiques, appliquer la teinture d'iode directement sur la peau, j'avais essayé de laver celle-ci à l'éther pour permettre à l'iode de pénétrer plus profondément. C'était là une erreur. Vous savez en effet que les matières grasses, loin de gêner la pénétration de l'iode, la favorisent. Après application d'iode consécutive à un lavage à l'éther, 73 p. 100 de nos ensemencements sont restés stériles. C'est déjà une proportion assez considérable. Après application d'une solution d'iode dans le chloroforme, nous avons obtenu beaucoup mieux : 87 p. 100 des tubes sont restés stériles. Après application d'iode consécutive à un lavage à l'alcool, 93 p. 100. Et, enfin, après application directe de teinture d'iode sans lavage préalable ni à l'alcool ni à l'éther, 94 p. 100.

Comparons maintenant les résultats de l'application directe de la teinture d'iode pure et ceux de l'application après lavage au savon et à l'eau, selon la méthode ordinaire.

Voici le relevé d'une seule expérience : en faisant un prélèvement à la surface de la peau de l'abdomen avant tout lavage, nous trouvons 100 colonies par ensemencement. Après lavage à l'eau et au savon, l'ensemencement donne 2 colonies seulement. Par conséquent, le lavage à l'eau et au savon arrive presque à désinfecter la surface de la peau. Mais, après ce lavage, puis lavage à l'éther, et ensuite à l'alcool, nous trouvons 30 colonies. Nous faisons alors une application de teinture d'iode, les ensemencements restent stériles pendant quelque temps; et puis, au bout de trente-cinq minutes, nous obtenons 10 colonies, au bout de quarante-cinq minutes, 43 colonies.

Qu'est-ce que cela veut dire ? Cela veut dire qu'au début, en savonnant la peau, nous en avons presque stérilisé la surface. Puis nous l'avons brossée, nous l'avons lavée à l'alcool. Ce traitement a excité les glandes cutanées et leurs produits de sécrétion ont ramené des microbes à la surface de la peau. Nous avons appliqué de l'iode et nous avons obtenu une stérilisation de la surface qui a duré un certain temps. Mais, au bout de trente-cinq minutes, nous avions déjà 10 colonies, puis, au bout de quarante-cinq minutes, 43 colonies, parce que la teinture d'iode n'avait pas pénétré dans les téguments suffisamment pour les désinfecter d'une façon complète.

Lorsque, au contraire, la peau a été imprégnée par la teinture d'iode pure, sans autre traitement, nous pouvons faire des ensemencements au bout de dix minutes, un quart d'heure, une demi-heure, trois quarts d'heure, une heure, si la peau est maintenue sous un pansement aseptique, nous n'obtenons pas de culture; on peut en avoir quelquefois dans les prélèvements faits sur les bords du champ opératoire où il peut se faire des dépôts secondaires de germes apportés par l'air. Nous avons répété ces expériences sur le cobaye, où elles sont faciles à réaliser et à varier, et nous sommes toujours arrivés aux mêmes résultats.

Un fait très important résulte avant tout de ces expériences : c'est que *la teinture d'iode agit par elle-même pour détruire les microbes directement et non pas en rendant le terrain inapte à la vie microbienne*, puisque des réinoculations peuvent se faire au bout d'un certain temps. C'est donc bien la teinture d'iode portée dans la profondeur, qui assure la stérilisation. Dès qu'elle a disparu, des microbes peuvent pénétrer à nouveau dans les couches profondes de la peau et y vivre.

Etude histologique. — Ces résultats bactériologiques sont démonstratifs; mais par l'étude histologique des coupes, nous pouvons nous rendre encore mieux compte de la pénétration de l'iode et mesurer pour ainsi dire les progrès de la désinfection, la valeur et la qualité de cette désinfection. Nous avons, pour cet examen histologique, employé soit l'examen direct sur coupes fixées par congélation, soit une méthode consistant à fixer l'iode à l'aide d'un sel d'argent qui le précipite à l'état d'iodure d'argent insoluble dans l'alcool. Cette fixation est indispensable, sinon, en traitant les coupes par l'alcool, on dissout l'iode et on ne voit plus rien. Au contraire, par ce procédé, l'iodure d'argent apparaît très nettement sous forme de petites granulations.

Je ne voudrais pas ici vous faire une description histologique trop détaillée; cependant il est indispensable d'étudier succinctement le mode de pénétration de l'iode dans les tissus.

Lorsque nous examinons à un faible grossissement une peau qui a été imprégnée par la teinture d'iode pure, nous voyons une première bande noire qui correspond au *stratum disjunctum*, c'est-à-dire à la partie de la couche cornée en voie de desquamation, puis une deuxième bande noire beaucoup plus épaisse, tout à fait à la face profonde de l'épiderme, occupant la couche de Malpighi et la membrane basale.

A un plus fort grossissement (fig. 1), nous voyons dans le *stratum disjunctum* des grains abondants, dans la couche cornée des granulations beaucoup plus rares; dans la couche transparente, nous n'en voyons presque plus. Mais à mesure que nous avançons dans la couche granuleuse, les granulations d'iode deviennent plus nombreuses et, dans la couche de Malpighi, elles s'accumulent en masses serrées; on les voit se disposer d'abord sur les cellules en une sorte de croissant, puis, plus profondément, dans les dernières couches malpighiennes, elles forment une masse noire continue dans laquelle sont englobées les cellules; et nous trouvons le même aspect jusque dans la membrane basale. Nous trouvons enfin des granulations dans les glandes sudoripares, dans les glandes sébacées, dans la gaine des poils.

Si vous examinez une coupe faite au bout de trente ou quarante minutes, vous constatez un fait très intéressant : le passage des granulations dans le derme lui-même. Dans les capillaires sanguins, dans les vaisseaux lymphatiques, même dans les interstices cellulaires, vous voyez quelques granulations d'iode. Et si vous faites le même examen à une période plus avancée, au bout d'une heure, une heure et demie, vous constatez que ces granulations disparaissent peu à peu, qu'elles sont reprises par les lymphatiques et surtout par les capillaires sanguins.

On peut se rendre compte de ce fait d'une façon plus frappante encore sur les peaux qui ont été imprégnées non pas de teinture d'iode pure, mais de teinture d'iode dédoublée.

Sur une coupe de peau imprégnée de teinture d'iode après lavage au savon, l'aspect est bien différent (fig. 2). Dans le *stratum disjunctum*, les granulations iodées, beaucoup plus discrètement réparties, forment une petite bande noire, peu épaisse. Dans le corps de Malpighi, la différence est encore plus frappante. Les granulations sont disposées autour des cellules, suivant le même mode, mais en masses beaucoup moins compactes. Nous pouvons ainsi traduire, pour ainsi dire d'une façon visible, le mode de désinfection et même la quantité de désinfection. Nous savons, en effet, que plus il pénètre de granulations iodées, mieux la désinfection est assurée. Et, de fait, après lavage à l'eau et au savon, et application de teinture d'iode, nous obtenons des cultures lorsque nous faisons des ensemencements avec des fragments prélevés à la partie profonde de la peau. Nous n'avons donc pas du tout le même résultat qu'avec le traitement par la teinture d'iode pure sans lavage préalable.

Voilà un premier point acquis. Mais, sur certaines peaux très fines, l'application, même régulièrement conduite, de la teinture d'iode peut déterminer des accidents : des érythèmes, des excoriations. Il était donc nécessaire de se rendre compte de la valeur que peut avoir l'emploi de la *teinture d'iode dédoublée*. J'entends par teinture d'iode dédoublée,

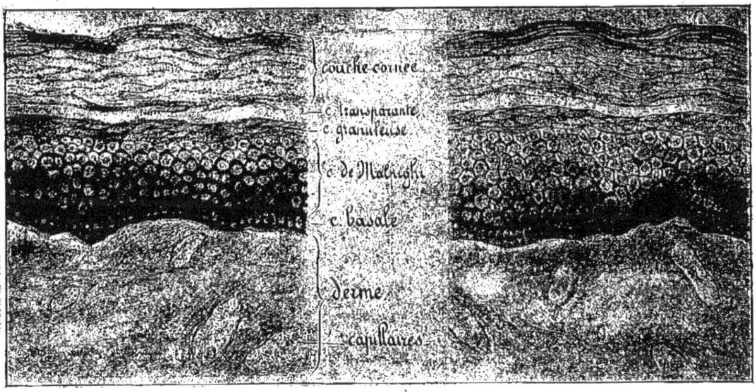

Fig. 1. — Coupe de peau humaine 15 minutes après imprégnation à la *teinture d'iode pure*, sans aucun lavage antérieur.

Fig. 2. — Coupe de peau humaine 15 minutes après brossage au savon, puis imprégnation à la *teinture d'iode pure*.

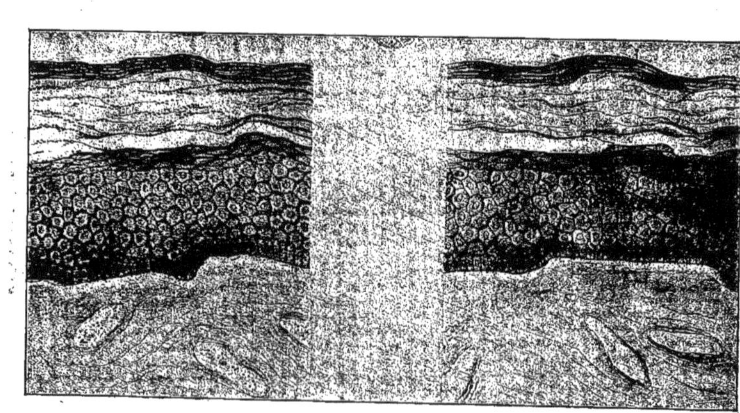

Fig. 3. — Coupe de peau humaine 15 minutes après imprégnation à la *teinture d'iode dédoublée*, sans aucun lavage antérieur.

Fig. 4. — Coupe de peau humaine 15 minutes après brossage au savon, puis imprégnation à la *teinture d'iode dédoublée*.

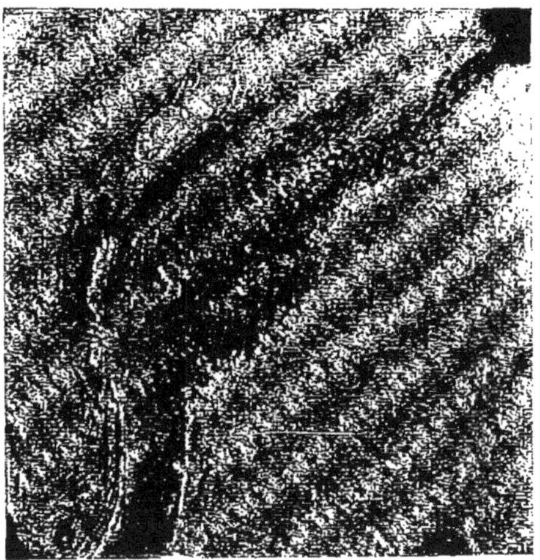

Fig. 5. — Répartition générale de la teinture d'iode dans la peau. Deux bandes d'imprégnation intense : l'une superficielle dans la couche cornée, l'autre profonde dans la partie profonde de la couche de Malpighi et dans la couche génératrice. Remarquer l'absence de granulations dans le derme (fragment prélevé 5 minutes après le badigeonnage iodé). — Noter dans le *stratum disjunctum* l'absence de granulations enlevées par le lavage à l'alcool 5 minutes après le badigeonnage à l'iode. — Obj. 5. Stiassnie. Grossis. : 350 diam.

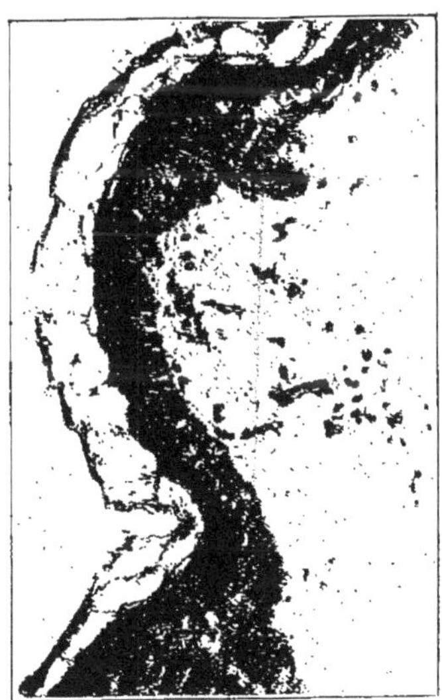

Fig. 6. — Coupe de peau iodée après lavage à l'éther, sans lavage au savon. Fragment prélevé 12 minutes après l'application de teinture d'iode. Coloration de fond : bleu polychrome de Unna. — Noter les granulations du *stratum disjunctum* et celles qui, près de groupes de lymphocytes, pénètrent dans le derme par les espaces lymphatiques. Les capillaires les plus superficiels renferment déjà d'assez nombreuses granulations d'iodure d'argent. — Obj. 8. Stiassnie. Grossiss. : 350 diam.

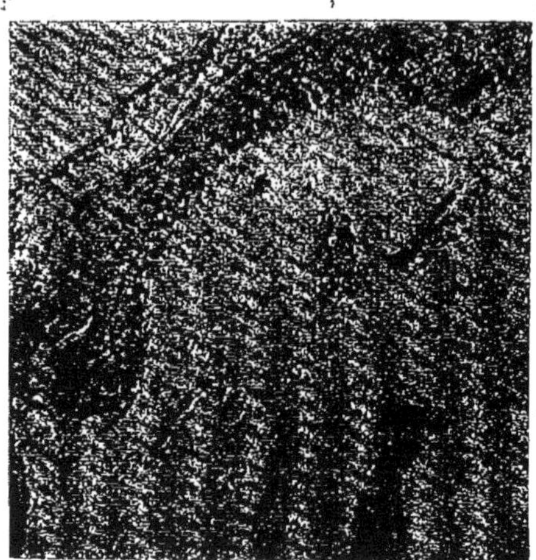

Fig. 7. — Coupe de peau imprégnée à l'iode après lavage à l'éther. Fragment pris 20 minutes après l'application de teinture d'iode. Pas de coloration de fond. — Noter le maximum d'imprégnation dans la couche génératrice, la présence de granulations dans les 3 capillaires intéressés par la coupe et l'absence presque complète de granulations en dehors des espaces lymphatiques. — Obj. 8. Stiassnie. Grosiss. : 350 diam.

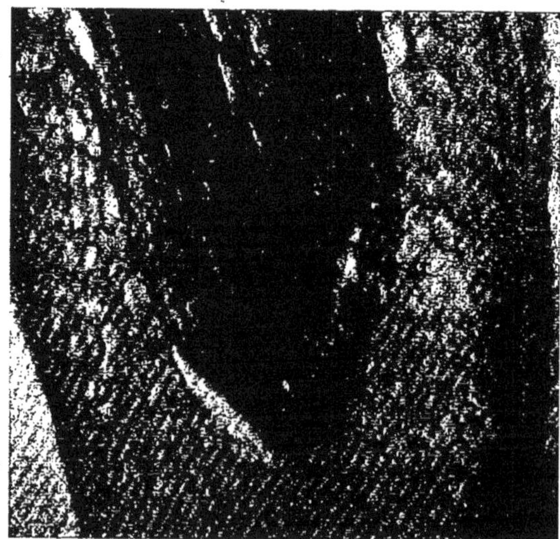

Fig. 8. — Coupe d'un follicule pileux imprégné par l'iode et intéressé obliquement. — Noter la présence des granulations d'iode entre les cellules de la gaine externe ; leur abondance sur la surface de la tige du poil, leur raréfaction progressive vers la substance médullaire. — Obj. 8. Stiassnie. Grosiss. : 500 diam.

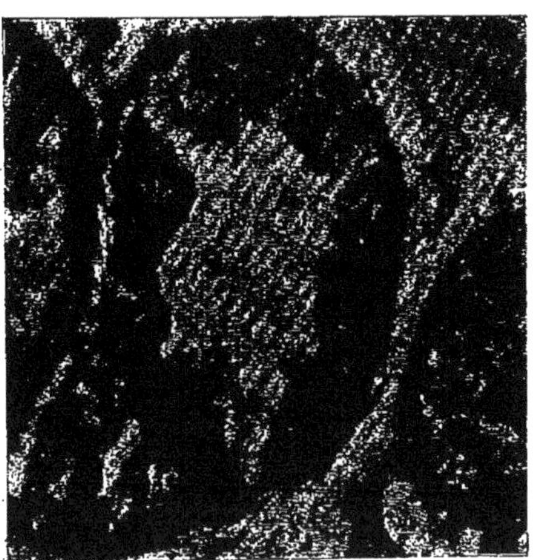

Fig. 9. — Coupe de glande sudoripare de l'aisselle. Quelques granulations d'iode sont inter-cellulaires, presque toutes sont entre les cellules et la membrane basale. — Obj. 1/15°. Stiassnie. Grosiss. ≻ 850 diam.

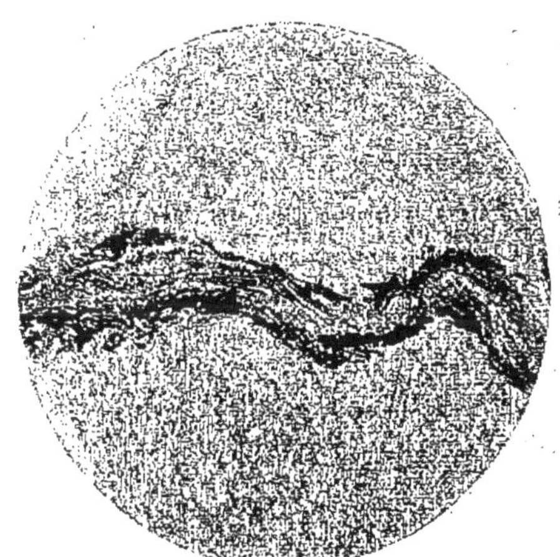

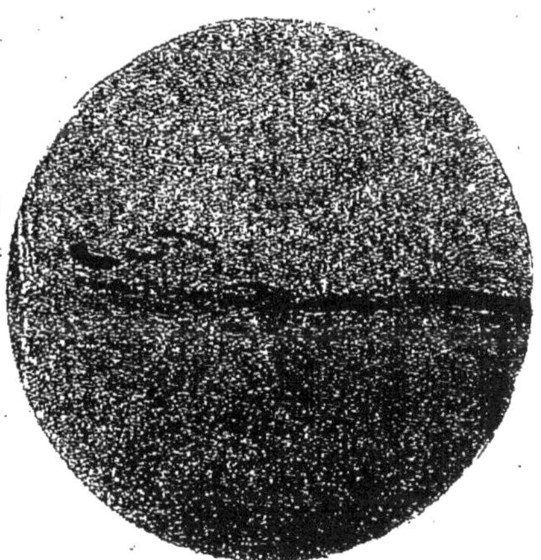

Fig. 10. — Coupe par congélation d'une peau humaine imprégnée par l'iode *sans aucun lavage préalable*. Reconnaître les deux bandes d'imprégnation maxima.

Fig. 11. — Coupe par congélation d'une peau humaine imprégnée par l'iode, *après brossage à l'eau savonneuse*. Reconnaître la pâleur et l'irrégularité de l'imprégnation : on voit à gauche une portion de poil, sans trace d'iode.

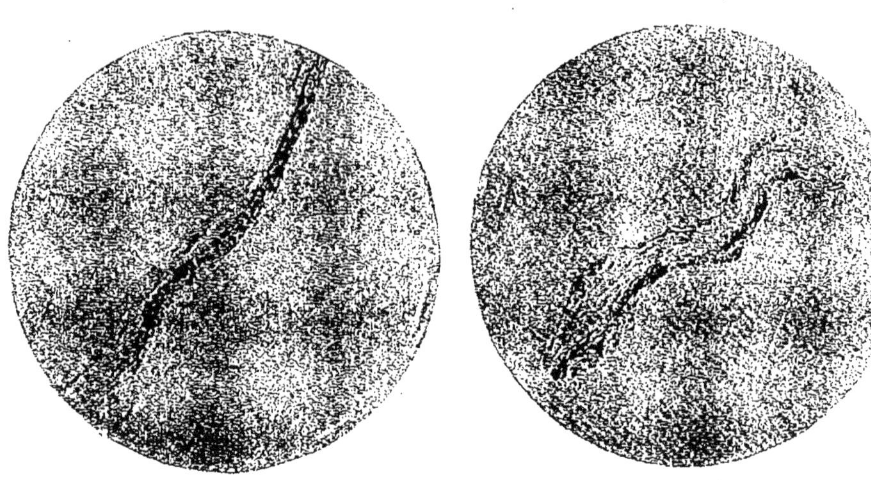

Fig. 12.   Fig. 13.

Coupes de peau humaine à la congélation, imprégnées à la teinture d'iode dédoublée à gauche, pure à droite. L'imprégnation est beaucoup plus intense, surtout dans la couche de Malpighi, et nettement plus régulière du côté de la teinture d'iode pure que de celui de la teinture d'iode dédoublée .

la teinture d'iode du Codex mélangée d'égale partie d'alcool. Je me sers toujours dans mon service de teinture d'iode du Codex à 12 p. 100, parce que je crois qu'il y a avantage à toujours employer un produit constant, déterminé, facile à trouver et qui ne demande aucune préparation secondaire. Lorsqu'on adopte, pour la teinture d'iode, un pourcentage différent, lorsqu'on cherche à avoir une solution au quart ou au cinquième, on se heurte, en pratique, à une grosse difficulté; à chaque instant peuvent se produire des confusions, des erreurs dangereuses. J'emploie donc la teinture d'iode du Codex, parce que c'est celle que je peux trouver partout, que je sais ce que je fais en l'employant et que, de plus, c'est celle qui assure une bonne imprégnation et une garantie absolue de stérilisation de la peau.

Voyons donc ce que donne l'application de la teinture d'iode dédoublée.

Voici une peau imprégnée de teinture d'iode dédoublée, sans savonnage (fig. 3). Vous voyez que l'imprégnation n'est pas mauvaise. Elle est peu abondante, mais assez régulière. Néanmoins, et la bactériologie confirme cette donnée fournie par l'histologie, elle ne nous offre pas une sécurité absolue. Les granulations sont beaucoup plus éparses et l'imprégnation dure aussi beaucoup moins longtemps. Après trente ou quarante minutes, on ne trouve presque plus de granulations iodées. Elles ont été reprises par le torrent circulatoire.

Voici maintenant une peau imprégnée de teinture d'iode dédoublée après lavage au savon (fig. 4). Ici, le résultat est déplorable. Vous voyez toutes ces régions qui ne présentent pas trace de granulations d'iode et qui constituent autant de territoires d'ensemencement tout prêts pour la réinfection.

Cependant, il faut tenir compte aussi de la qualité de la peau, de son épaisseur; et si, sur la peau de l'abdomen, par exemple, que je prenais comme type, la teinture d'iode dédoublée est insuffisante à donner une stérilisation complète, sur certaines peaux fines nous pouvons arriver à une désinfection assez bonne avec la teinture d'iode dédoublée. Je veux parler de la peau des joues, des paupières, du scrotum, de la verge et du périnée. Pour ces régions, j'emploie la teinture d'iode dédoublée, qui nous donne une garantie suffisante.

Je vais maintenant vous montrer un certain nombre de préparations qui vous permettront de vous rendre encore mieux compte de ces faits que je vous ai décrits d'une façon un peu schématique et théorique (fig. 5 à 13).

Sur une coupe d'un fragment de peau imprégnée de teinture d'iode pure, prélevé au bout de sept minutes, vous voyez que l'imprégnation de l'épiderme s'est faite presque en masse. La couche intermédiaire elle-même est assez imprégnée.

Sur une coupe d'un fragment prélevé après une heure quinze, le *stratum disjunctum* a fini par se desquamer et on ne trouve plus de granulations d'iode que dans la partie la plus profonde de la couche de Malpighi. D'autre part, on voit des granulations qui ont pénétré dans le derme.

Sur une coupe de glande sébacée de l'aisselle, vous pouvez constater dans la glande la présence des granulations d'iode.

Sur une coupe passant par un poil, vous voyez des granulations d'iode qui ont pénétré entre la gaine interne et la gaine externe. L'iode pénètre donc bien dans les glandes sébacées et dans les follicules pileux et assure la désinfection dans toutes les parties de la peau.

Sur des coupes de peau après lavage à l'eau et au savon, huit minutes après imprégnation à la teinture d'iode pure, vous voyez la faible proportion de granulations.

Conclusions pratiques. — Vous avez vu comment la teinture d'iode pénètre dans la peau et comment elle agit. Au bout de combien de minutes a-t-elle assuré la désinfection, jusque dans la profondeur de la peau ? Voilà un point capital. Lorsqu'après application de teinture d'iode, nous faisons des ensemencements avec des fragments prélevés dans la profondeur de la peau au bout d'une minute, deux minutes, trois minutes, nous obtenons des cultures. *La désinfection n'est assurée qu'au bout de sept minutes.* Après ce laps de temps, nos ensemencements sont toujours restés stériles. Par conséquent, en pratique, nous savons qu'au bout de sept minutes la teinture d'iode a terminé son action et que nous pouvons inciser la peau.

Comment appliquer cette teinture d'iode ? *Une seule couche suffit.* Il est inutile, il serait même dangereux, de passer plusieurs fois sur la peau un tampon imbibé de teinture d'iode, de faire une sorte de friction iodée. Quelques chirurgiens, croyant assurer d'une façon plus efficace la désinfection en frottant les téguments, ont obtenu ce qu'ils devaient obtenir : des érythèmes, des excoriations, des mortifications de la peau. Comme je vous l'ai dit tout à l'heure, pour certaines régions : les joues, les paupières, le scrotum, la verge et le périnée, il faut employer la teinture d'iode dédoublée; pour toutes les autres régions, la teinture d'iode pure. Et attendre sept minutes avant de faire l'incision.

Il ne faut pas laisser la teinture d'iode à la surface de la peau. Une fois qu'elle a rempli son rôle de désinfection, elle est inutile et peut devenir nuisible. Aussi, depuis le début, j'ai pris l'habitude de toujours enlever cette teinture d'iode très soigneusement à l'aide d'un tampon imbibé d'alcool et je crois que c'est la raison pour laquelle nous n'avons jamais observé d'érythèmes ni d'excoriations. La peau, qui a pris alors une teinte jaune clair, doit être complètement asséchée avec une compresse stérilisée.

A quel moment faut-il enlever la teinture d'iode ? Doit-on attendre sept minutes ? C'est absolument inutile. On peut l'enlever dès que la dessication est achevée. Peu de temps après l'application, la surface n'a plus le reflet brillant du liquide, elle paraît sèche, mais à ce moment la dessication n'est pas encore faite; la couche iodée a la coloration encore marron de plus en plus foncé. Tout à coup, on voit en un point apparaître une sorte de frisure de la peau et surtout une teinte noire métallique absolument comparable à celle de la mine de plomb, qui assez rapidement s'étend à toute la surface iodée.

C'est alors seulement que l'alcool est complètement évaporé. Dès que cet aspect de plombage est complet, géné-

ralement au bout de deux ou trois minutes, la dessication
est achevée et on peut enlever l'iode déposé à la surface
de la peau. En effet, s'il faut sept minutes pour permettre
à l'iode de pénétrer dans la profondeur du corps de Malpighi jusqu'à la basale et d'y accomplir son travail de désinfection, à la surface de la peau, la stérilisation est immé-
diate. Par conséquent, dès que la teinture d'iode est sèche,
je l'enlève immédiatement et le plus complètement possible.
Cependant, nous procédons ainsi parce que, dans nos ser-
vices nosocomiaux, nous opérons toujours sous la protec-
tion de champs de toile. Mais, dans certaines conditions,
on peut ne pas avoir de champs à sa disposition, notam-
ment en chirurgie d'armée, soit dans les ambulances, soit
dans les hôpitaux de campagne. Je crois que, dans ce cas,
il vaut peut-être mieux laisser cette couche d'iode à la surface de la peau et ne l'enlever que lorsque l'opération est
terminée; mais, en tout cas, il faut l'enlever.

Une fois l'opération terminée et les sutures faites, il est
bon de retoucher les fils avec un tampon très légèrement
iodé, et voici pourquoi. Lorsqu'on veut se rendre compte
de la permanence de la stérilisation de la peau, le meilleur
moyen est, lorsqu'on enlève les fils de suture, au bout de
sept ou huit jours, de mettre ces fils dans des tubes de
culture. C'est ce que nous avons fait pendant longtemps
avec M. Touraine. Quelquefois, ces fils qui, pourtant,
paraissaient absolument aseptiques, donnaient de petites
cultures. Au contraire, lorsque nous les avions retouchés
à la teinture d'iode avant de fermer le pansement, jamais
ils n'ont cultivé. C'est là un point important, car il était
jusqu'ici admis que jamais les fils de suture ne restaient
aseptiques. Nous arrivons donc maintenant à avoir des fils
qui restent stériles pendant tout le temps de la cicatrisation.
Seulement il faut avoir bien soin, lorsqu'on retouche ces
fils à l'iode, de le faire très légèrement, sinon on pourrait
avoir de l'érythème, d'autant plus facilement que c'est la
seconde fois que la peau est touchée à l'iode. C'est là qu'est
le danger, car une première application, qui est à peu près
inoffensive, prédispose néanmoins la peau à l'érythème.

Il est une autre précaution à prendre que vous connaissez bien, mais qu'il est bon de rappeler. *Il ne faut jamais se servir de pansement antiseptique après application d'iode.* M. Ferraton a publié des cas d'érythème très intense, de vésication, d'ulcération, à la suite d'application de gaze au sublimé après désinfection à l'iode. J'ai observé moi-même, dans mon service, deux cas de gros érythème avec ulcération de la peau dans des conditions à peu près analogues.

Chez une femme, à qui j'avais fait une laparotomie transversale sus-pubienne pour une affection annexielle, j'ai constaté, au bout de huit jours, en enlevant les fils, un érythème considérable. Or, chez ces opérées, pour éviter que les sutures, qui sont très basses, ne soient à un moment donné découvertes par déplacement du pansement, je ne mets pas de compresses et de bandage de corps : j'applique un pansement au stérésol. Je ne m'expliquais pas cet érythème, lorsque, quelques jours après, chez une autre malade, à qui j'avais fait la même opération et à qui j'avais appliqué également un pansement au stérésol, le même érythème se produisit. Je cherchai la cause de ces accidents et je la trouvai. Je fais préparer dans mon service du stérésol sans acide phénique; par suite d'une erreur résultant d'un changement de personnel, on m'avait donné du stérésol du Codex, contenant 10 p. 100 d'acide phénique. Cet acide phénique, d'ordinaire peu irritant, par suite de l'incorporation dans le stérésol, avait suffi à déterminer un érythème très considérable. Vous voyez avec quelle violence réagit la peau qui a été iodée. Par conséquent, après désinfection par la teinture d'iode il ne faut jamais employer de pansements antiseptiques.

Quels *accidents* peut-on observer ? Je vous ai dit que je ne croyais pas beaucoup aux accidents généraux. Depuis six ans que j'emploie constamment la teinture d'iode pour toutes mes opérations et que tout le monde l'emploie dans mon service, jamais nous n'avons observé d'accident de ce genre; et pourtant, pour certaines opérations, nous sommes obligés de faire des applications de teinture d'iode couvrant non seulement l'abdomen, mais presque tout le tronc. Je crois que cette absence d'accidents généraux tient à ce que nous enlevons l'iode immédiatement après l'application.

Les accidents locaux sont des érythèmes, des ulcérations, des excoriations, de la vésication. Je vous en ai dit quelques mots et je vous ai indiqué le moyen de les éviter. Le seul phénomène qu'on observe, c'est, vers le douzième ou le quinzième jour, une desquamation plus ou moins intense de l'épiderme, desquamation tantôt en larges éléments rappelant celle de la scarlatine, tantôt furfuracée comme celle de la rougeole.

Comme vous le voyez, la teinture d'iode est un antiseptique excellent, extrêmement puissant et sûr, qui a changé toute notre technique de la stérilisation de la peau; maintenant l'usage en est répandu partout et n'est plus discuté. Cependant, je crois qu'il était utile de bien connaître les faits que je vous ai exposés; lorsqu'on connaît bien le mode de pénétration de l'iode, son mode d'action, le temps nécessaire pour qu'il réalise une stérilisation complète de la peau, son mode d'élimination, on peut se comporter toujours de façon à avoir la garantie d'une désinfection absolue en évitant les accidents.

Je ne vous parlerai pas de la désinfection des mains. C'est une question trop complexe pour que je la traite ici. M. Billet nous en a dit quelques mots excellents le mois dernier. Je ne veux pas y insister. Je crois que la grosse garantie, à cet égard, quel que soit le mode de stérilisation, c'est, d'avoir toujours de bons gants de caoutchouc et non pas des gants de fil. Peut-être, dans un service d'hôpital bien organisé, on peut, pour une opération aseptique, se servir de gants de fil, mais encore n'est-ce qu'à la condition de les changer souvent, car ces gants de fil s'imprègnent constamment de liquides et ils deviennent des agents de propagation de toutes les infections. Je crois que les gants de caoutchouc ont une supériorité incontestable. Ils sont une garantie contre l'insuffisance possible de la désinfection des mains, et puis, si, au cours d'une opération, ils viennent à subir un contact septique, on peut immédiatement les désinfecter en les passant à l'iode et à l'alcool, ce que l'on ne peut pas faire avec des gants de fil.

L'emploi de la teinture d'iode, pour le premier pansement, présente des difficultés et peut-être quelques inconvénients. M. Billet vous a indiqué les très ingénieuses préparations et la très intéressante technique qu'on a imaginées pour le rendre pratique en chirurgie d'armée. Il vous a montré ces tout petits flacons où l'on fait le mélange d'alcool et d'iode, les pastilles qui ont été préparées par le Service de Santé, sous la direction de M. le médecin inspecteur Troussaint. M. Troussaint a eu l'amabilité, l'année dernière, de me mettre à même d'essayer ces pastilles. Elles sont très bien faites. Leur solubilité est très grande; elles se dissolvent instantanément. La solution iodée qu'elles donnent assure une très bonne stérilisation des téguments. Nous avons fait avec cette solution des expériences sur le cobaye; elle nous a donné de très bons résultats et nous avons constaté qu'elle imprègne la peau peut-être d'une façon un peu moins massive, mais, en somme, aussi bien que la teinture d'iode vraie.

M. Billet a soulevé une question très importante. Sur le champ de bataille, lorsqu'on confie à des infirmiers le soin de désinfecter les plaies et de faire le premier pansement, ils ont quelquefois la main un peu lourde et ils mettent une quantité considérable de teinture d'iode, puis ils appliquent un pansement qu'on laisse longtemps et qu'on doit laisser longtemps en place. Il en résulte souvent des érythèmes et des excoriations. M. Billet vous a rappelé ce fait intéressant qu'au cours de la guerre russo-japonaise, où les Japonais ont employé avec tant de succès la teinture d'iode comme désinfectant des plaies de guerre, on a observé une quantité considérable d'érythèmes et d'excoriations. Néanmoins, malgré ces accidents, ils ont continué l'emploi de cet antiseptique, parce que les avantages en sont encore plus grands que les inconvénients. Et il semble bien que maintenant on ait mieux dressé les infirmiers. Pendant la dernière guerre des Balkans, il n'a pas été signalé un aussi grand nombre d'accidents. Il semble que la teinture d'iode ait été mieux employée. Quoi qu'il en soit, il y a là un inconvénient, une difficulté d'application et nous devons nous efforcer de chercher si on ne pourrait remplacer la teinture d'iode par un autre antiseptique moins irritant.

M. Billet nous a dit les bons effets obtenus par l'emploi du goménol pour ce premier pansement et nous en a montré la facilité d'application. Le goménol est conservé dans de petits tubes métalliques et il suffit de presser sur le tube pour en faire tomber quelques gouttes sur la plaie.

Vous savez que le goménol est un antiseptique excellent. Lorsqu'on en met une goutte dans une culture, cette culture est stérilisée. Que donne-t-il au point de vue de la désinfection de la peau ? Nous avons voulu nous en assurer et j'ai demandé à M. Touraine, ces jours derniers, de vouloir bien répéter avec le goménol les expériences que nous avions faites avec la teinture d'iode.

Voici les premiers résultats de ces recherches :

Sur deux cobayes ont été faites des prises en surface après application du goménol sur peau rasée sans lavage préalable : 1° les ensemencements au bout de trois, dix, quinze minutes restent stériles; 2° les ensemencements au bout de quatre, dix, seize minutes, stériles; après vingt-deux minutes, 2 cultures.

Sur un troisième cobaye, l'application du goménol a été faite après lavage et brossage au savon. Les prises, en surface, stériles, après trois et dix minutes, ont donné une culture après quatorze minutes et de nombreuses cultures après trente minutes.

Il semble donc que la désinfection ici encore soit meilleure, après application directe du goménol sans aucun lavage préalable.

Les ensemencements de fragments de peau goménolée, qui, seuls, peuvent nous permettre de vérifier la désinfection des couches profondes, ont été pratiqués sur deux cobayes et ont donné chaque fois des résultats positifs.

Ces expériences ne sont pas assez nombreuses pour nous permettre une conclusion ferme, et il est nécessaire de les répéter. Elles semblent cependant indiquer que le goménol, qui agit très efficacement en surface, pénètre moins bien dans l'épaisseur de la peau.

En faut-il accuser l'impossibilité, facile à constater *in vitro*, du mélange du goménol à l'eau, même en faible proportion, et par conséquent la difficulté d'imprégnation des éléments humides des tissus, tandis que cette essence agirait efficacement sur les matières grasses ?

Dans un très intéressant travail publié l'an dernier, M. Guegen a étudié la pénétration dans la peau de goménol coloré par le Sudan III, et ses expériences lui ont montré la pénétration profonde, la traversée de la peau tout entière.

La facilité de diffusion de la matière colorante, qui peut dépasser les limites de l'imprégnation par la substance qui lui sert de véhicule, nous oblige à faire quelques réserves sur les conclusions qu'entraînent ces expériences, et ces réserves nous sont encore commandées par les premiers résultats des recherches bactériologiques dont je viens de vous parler.

On peut donc employer le goménol pour désinfecter une plaie, surtout pour le premier pansement sur le champ de bataille, puisqu'il est de conservation très facile, d'emploi très simple, de maniement inoffensif et d'action qui semble suffisante.

Mais dans la chirurgie que l'on peut faire dans les ambulances et, à plus forte raison, dans les hôpitaux, je crois qu'il serait prématuré et, peut-être, imprudent, de remplacer la teinture d'iode par le goménol, surtout pour la désinfection opératoire de la peau.

De tout ceci nous pouvons, je crois, tirer la conclusion suivante : la teinture d'iode a quelques inconvénients; elle doit être maniée avec certaines précautions. Nous devons nous efforcer de trouver un antiseptique aussi puissant, qui n'expose ni aux érythèmes, ni aux excoriations, qui puisse être manié presque brutalement sans crainte d'accidents. Mais jusqu'ici celui-ci est le meilleur et le plus puissant que nous possédions. Il serait prématuré et imprudent de le remplacer actuellement, et nous devons le conserver jusqu'à ce que nous ayons trouvé mieux.

Paris et Limoges. — Imprimerie militaire Henri CHARLES-LAVAUZELLE.

Imprimerie Militaire
HENRI CHARLES-LAVAUZELLE
124, Boulevard St-Germain, Paris